AF377397

HISTOIRE

DE

L'ÉPIDÉMIE DE VARIOLE

ET DE

SUETTE MILIAIRE

QUI A RÉGNÉ AU NEUHOF (BANLIEUE DE STRASBOURG),

EN DÉCEMBRE 1856 ET EN JANVIER 1857,

PAR

M. LE DOCTEUR A. ROBERT,

MÉDECIN COMMUNAL ET MÉDECIN ADJOINT DES PRISONS CIVILES
DE STRASBOURG.

STRASBOURG,

IMPRIMERIE DE G. SILBERMANN, PLACE SAINT THOMAS, 5.

1857.

HISTOIRE

DE

L'ÉPIDÉMIE DE VARIOLE

ET DE

SUETTE MILIAIRE

QUI A RÉGNÉ AU NEUHOF (BANLIEUE DE STRASBOURG),

EN DÉCEMBRE 1856 ET EN JANVIER 1857.

----♦----

Dans la description de l'épidémie de variole et de suette miliaire qui vient de régner au Neuhof, je ferai l'histoire fidèle de la maladie, je retracerai aussi exactement que possible ce que j'aurai observé, sans entrer dans des discussions systématiques qui ne sont pas de mon sujet. Je me bornerai au rôle modeste de praticien et d'observateur.

Avant de faire l'histoire d'une épidémie, il me semble utile de donner quelques détails topographiques et cli-

matologiques sur les lieux où elle a sévi ; ces renseigne-
ments peuvent quelquefois servir à l'étude des causes de
la maladie.

Topographie. Le village du Neuhof, banlieue de Strasbourg, est situé à quatre kilomètres de la ville. A un ki-
lomètre sud-ouest, il est borné par le Rhin ; au sud-est
par une rivière appelée Brunnwasser, et au nord par le
Polygone. Une grande forêt touche au Neuhof ; elle est
souvent envahie par les eaux des deux anciens bras du
Rhin qui la traversent, le Baallauf et le Neuhof-Rhein.
Leurs eaux sont stagnantes aujourd'hui par suite d'une
baisse considérable du Rhin. La place occupée par ce village faisait autrefois partie du lit du fleuve. C'est un ter-
rain d'alluvion composé de grávier recouvert d'une couche
légère de terre végétale.

La première mention faite du Neuhof date de 1424. Un
noble, Thomann-Adolphe de Brumt du Neuhof céda en
1424 et 1460 plusieurs pièces de terre au monastère de
Saint-Guillaume. Dans un rapport officiel de 1617, on
parle du Neuhof, de la Gantzau, de la ferme des chasseurs
et de la tuilerie (voir Silbermann, *Chronique locale,*
p. 180). Au commencement du dix-huitième siècle, les
jésuites construisirent une ferme au Neuhof ; une partie
de ces bâtiments existe encore derrière l'église catholique
du village. Sous la protection de cet ordre tout-puissant,
les colons ne tardèrent pas à affluer. On éleva une cha-
pelle qui dépendait de la cure de Saint-Laurent de la
cathédrale. Lorsque les jésuites furent bannis de France
et leurs biens confisqués ou vendus en 1764, les habitants
du Neuhof achetèrent une partie de leurs terrains. La
plupart de ces anciennes familles existent encore ; leurs
descendants sont presque tous laboureurs.

Dans ces derniers temps la population du Neuhof s'est accrue rapidement ; elle est aujourd'hui de 1900 âmes environ. Une minime partie des habitants se livre à l'agriculture, mais la majorité se compose de journaliers et d'ouvriers travaillant dans les fabriques des environs. Ce travail rapporte au Neuhof 115,000 fr.

Voici en moyenne le produit de ces différentes industries :

1° A l'usine de Graffenstaden		20,000 fr.
2° Aux fabriques de toile cirée du Neudorf		12,000
5° A la fabrique de carton de la Gantzau.		5,000
4° A la ferme de la Meinau.		18,000
5° Aux travaux du Rhin, endiguement et fascinage		12,000
6° Aux coupes de la forêt en hiver . .		10,000
7° A la fabrique de chapeaux de M. Kampmann (les filles et les enfants)		40,000
		115,000

De nombreuses fermes s'étendent autour du village dans un rayon de deux kilomètres. Les maisons du Neuhof sont généralement basses et mal aérées ; des fumiers et de nombreuses mares d'eau se trouvent autour des habitations et en vicient l'air. Les fenêtres sont étroites, calfeutrées et souvent clouées pendant l'hiver, pour que l'air ne puisse y pénétrer. Une large rue traverse le village de l'ouest à l'est. Au centre, près de l'église protestante, se trouve une mare d'eau croupissante de 15 mètres de longueur sur autant de largeur ; elle n'est d'aucune utilité et forme pendant l'été un foyer d'émanations pestilentielles ; pendant le choléra, j'avais déjà demandé sa suppression qui pourrait s'opérer facilement. Les habitants du Neuhof sont généralement très-pauvres; leur nourri·ture consiste en pommes de terre et en laitage : ils mangent rarement de la viande et boivent peu de vin. Le climat du Neuhof est très-humide. Le voisinage du Rhin, la présence de nombreux marais et l'épaisse forêt qui le borne à l'est, sont des causes qui contribuent à y entretenir une humidité continuelle. Je ferai observer que, pendant l'épidémie, le Rhin était excessivement bas, de sorte que différents petits bras de ce fleuve se trouvaient presque complétement à sec, ce qui a dû, par une température assez douce, donner lieu à des émanations qui ont peut-être joué un rôle dans la pathogénie de l'épidémie qui nous occupe. Les mois de décembre et de janvier ont été remarquables par leur température basse, le thermomètre a presque toujours été au-dessus de zéro; les vents du sud et du sud-est ont dominé pendant ces deux mois. Je ne puis donc pas parler des modifications qu'a pu subir la marche de l'épidémie par les oscillations atmosphériques, puisqu'elles ont été presque nulles ; cependant une ou deux fois le vent du nord s'est établi et le thermomètre est descendu au-dessous de zéro ; ces jours-là, le nombre des nouveaux cas avait notablement diminué, ce qui pourrait faire supposer que la température humide est favorable au développement de la suette.

Les maladies les plus communes au Neuhof sont, comme dans le reste du canton, les fièvres intermittentes avec toutes leurs complications cachectiques. Le sulfate de quinine est presque impuissant à maintenir la guérison de cette affection, et les récidives sont combattues avec plus de succès par l'arsenic à la dose de 0,05 dans une solution de 150 grammes d'eau à prendre en deux jours.

Lors du choléra qui a éclaté au Neudorf, le Neuhof a été complétement épargné ; par contre, au mois d'août dernier, il y a eu deux cas de choléra foudroyant au Neuhof ; et quelques cas de typhus graves. Ce fut à la fin du mois de novembre dernier que se sont déclarés les premiers cas de variole au Neuhof, sans que j'aie pu jusqu'à présent en découvrir la filière. Dans les premiers jours de décembre, ils sont devenus tellement nombreux que cet état a constitué une véritable épidémie. Le premier décès remonte au 29 novembre dernier ; la première victime fut la nommée Crescence Prestel, âgée de quarante-deux ans. Je crus alors devoir prévenir l'autorité. Il fut alors décidé que des sœurs de Niederbronn seraient établies au Neuhof, et que les malades seraient tous soignés à domicile.

Le 10 décembre, quelques jours après l'établissement des secours réguliers, une nouvelle complication surgit, la suette miliaire se déclara avec une certaine intensité ; la première victime de cette nouvelle affection fut la fille Heitz, âgée de vingt-trois ans, qui succomba en moins de douze heures. Les nouveaux cas se succédèrent dès lors avec rapidité, et le 15 décembre j'en eus 22 à enregistrer pour cette seule journée.

Plusieurs malades atteints de variole virent leur état se compliquer de la suette, et la femme Heitzmann, âgée de quarante-trois ans, mourut ainsi très-rapidement ; c'est la seule malade qui ait été saignée ; j'y reviendrai à propos du traitement. Après elle, ce fut le nommé Kuntzner, âgé de cinquante ans, mari de la nommée Crescence Prestel, morte de la variole le 29 novembre. Cet homme était au deuxième ou troisième jour de l'éruption variolique, lorsqu'il succomba presque subitement à une attaque de suette. Il est vrai qu'il commit une imprudence en traversant la rue pour aller coucher chez son père.

Je ne parlerai ni des prodromes ni des symptômes de la variole, ils sont trop connus pour que je m'y arrête ; seulement, comme la question de la vaccine est à l'ordre du jour, je me contenterai de dire sommairement que l'épidémie de variole qui vient de régner au Neuhof a atteint des sujets de tous les âges, des deux sexes, même des enfants, que cette éruption a été le plus souvent discrète, mais que nous avons eu beaucoup de varioles confluentes sur des adultes surtout, et que ces cas ont été accompagnés d'accidents aussi graves que chez les individus non vaccinés atteints de cette affection.

Je ne parlerai plus tard de la variole qu'autant qu'elle se trouvera liée à la suette.

Je passe maintenant à la description de la suette sans entrer dans des détails historiques étrangers au but que je me propose. Cependant, je dois rappeler sommairement que cette maladie n'a été bien observée que vers le milieu du dix-septième siècle, qu'en Alsace elle a régné épidémiquement à plusieurs reprises. Ainsi SALTZMANN[1] décrit la fièvre miliaire épidémique qui régna à Strasbourg et dans les environs, pendant les années 1754 et 1756. En 1813, MM. SCHAHL et HESSERT[2] furent envoyés

---

[1] *Historiam purpuræ miliaris albæ comprimis Argentoratum nostrum et viciniam antè biennium infestantis exponit* JOH. GOTHOFR. SALTZMANN. Argentorati 1736.

[2] *Précis historique et pratique sur la fièvre miliaire qui a régné épidémiquement dans plusieurs communes du département du Bas-Rhin, pendant l'année 1812,* par MM. SCHAHL et HESSERT. Strasbourg, chez Levrault, 1813.

par le préfet pour étudier une épidémie de suette qui sévissait dans plusieurs communes du département, notamment à Rosheim. Dans cette dernière ville elle avait été importée par des prisonniers sortant des prisons de Schlestadt.

En 1849, M. le docteur TAUFLIEB, de Barr, publia un article très-intéressant sur la suette épidémique. Plusieurs auteurs étrangers ont fait de nombreux travaux sur cette maladie, mais le plus complet, le plus intéressant est bien certainement celui de M. FOUCART [1] qui a pu dans de nombreuses épidémies étudier cette affection sur une grande échelle.

Prodromes de la suette. Il est difficile chez les gens de la campagne de s'enquérir des prodromes qu'ils ont éprouvés, parce qu'ils font, en général, peu d'attention à leurs indispositions; toutefois, pendant le cours de l'épidémie, nous avons pu les constater quelquefois.

Les malades éprouvent le plus souvent une courbature générale, une douleur plus marquée dans les reins, de l'inappétence, quelquefois la langue est blanche et épaisse, de plus une céphalalgie sus-orbitaire. Ces prodromes durent ordinairement un à deux jours, et alors seulement éclatent les symptômes accentués de la suette; cependant les choses ne se passent pas toujours ainsi, et nous avons vu très-souvent l'envahissement subit de la maladie, sans que les malades aient passé par la période prodromique.

Symptômes. Les malades éprouvent avant la sueur une lassitude qui va jusqu'à la prostration, une céphalalgie sus et intra-orbitaire assez intense, des vertiges

---

[1] *De la suette miliaire et de son traitement*, par le docteur FOUCART. Paris, chez Labé, 1854.

qui s'augmentent si les malades se mettent seulement sur leur séant; ils éprouvent, disent-ils, quelque chose de singulier dans l'intelligence. Ce symptôme a été exprimé par eux dans des termes identiques, *hébétement*. La langue est blanche, chargée, large et très-épaisse. Le plus grand nombre des malades ont des nausées, et quelques-uns ont eu des vomissements. A ces symptômes se joignait une douleur lombaire des plus intenses; c'est à peine si les malades pouvaient faire un mouvement sans éprouver des douleurs très-vives. Les parties endolories étaient très-sensibles au toucher, surtout lorsqu'on appliquait fortement les doigts sur les apophyses épineuses. Cette douleur des lombes se propageait souvent dans les cuisses et jusque dans les mollets et devenait quelquefois insupportable.

Un symptôme des plus saillants et des plus pénibles de la suette, c'est une oppression épigastrique très-intense ; M. Foucart l'appelle barre trachéo-sternale. En effet, les malades comparent cette sensation à une barre qui les presse, la respiration est très-difficile. Souvent cette barre épigastrique est tellement prononcée que la respiration devient haletante, précipitée. Cette constriction s'étend souvent jusqu'au larynx, chez les femmes surtout ; les malades alors éprouvent des angoisses indicibles; ils demandent de l'air et sont menacés de suffocation. Chez certains malades où la prostration est à son comble, nous avons remarqué trois ou quatre fois une aphonie complète ; une de ces malades a aussi été vue par M. le docteur Théodore Boeckel, c'est Mlle Sophie Hérardt. Ainsi, sans vouloir faire de rapprochement, nous notons ici en passant deux symptômes communs au choléra et à la suette, la barre épigastrique et l'aphonie; nous pourrions aussi y joindre par extension les douleurs des mollets, quelquefois des crampes. Enfin, quelques malades ont présenté des symptômes ataxiques assez graves; deux sont tombés dans un état typhoïde bien marqué. La peau était brûlante, les malades se plaiguaient de picotements sur toute la surface du corps.

Marche de la maladie. Dès le début de l'affection, les malades étaient le plus souvent pris de sueurs profuses, quelquefois ce symptôme n'arrivait que le second jour. Beaucoup de malades n'ont eu que les symptômes dont nous venons de parler plus haut, sans avoir de sueur ni d'éruption; d'autres, au contraire, ont eu l'éruption sans sueur; plusieurs, enfin, ont eu l'éruption et les sueurs plusieurs fois de suite. J'oubliais de mentionner le mal de gorge presque constant comme dans toutes les fièvres éruptives; plusieurs malades avaient même beaucoup de difficulté à avaler.

Je n'ai pas remarqué, comme l'a fait M. FOUCART, que les malades aient été pris par la sueur la nuit plutôt que le jour, ni qu'elle ait été le symptôme initial et constant de l'affection.

Quant à l'odeur de paille pourrie, il est difficile de donner à ce fait une valeur de diaguostic au milieu d'une population pauvre, encombrée dans des chambres hermétiquement fermées et souvent chauffées outre mesure; dans ces conditions cette odeur existe presque partout; ces malheureux couchent sur de la paille souvent à moitié pourrie par les déjections des enfants.

J'ai cru reconnaître cette odeur particulière de paille pourrie chez des malades dont les sueurs avaient été tellement abondantes qu'elles avaient peut-être pénétré la paille et produit la fermentation. Ainsi, cette odeur me paraît tout simplement due à la saleté des objets de literie et à l'abondance des sueurs.

Les sueurs ont souvent été précédées de frissons très-marqués ; la douleur lombaire, la céphalalgie, n'ont pas toujours disparu après l'apparition des sueurs. Cependant, à la fin de l'épidémie surtout, plusieurs malades ont sué sans éprouver aucune douleur.

Après un à trois jours de sueurs, au plus, la peau devient rouge, brûlante, mordicante, c'est le prélude de l'éruption qui est annoncée par des plaques rouges disséminées sur tout le corps ; elles se remarquent surtout près des clavicules et sur le ventre. Cette éruption est d'abord caractérisée par de petits boutons acuminés qui acquièrent rapidement la grosseur d'un grain de millet et se remplissent d'un liquide transparent, ce qui leur donne l'aspect de petits cristaux.

Ordinairement l'éruption n'a lieu qu'une fois et la desquamation arrive après quelques jours ; d'autres fois la langue devient de nouveau gastrique, les phénomènes initiaux recommencent et la maladie reparaît avec tout son cortége. On est obligé alors d'avoir de nouveau recours à l'ipéca. J'ai traité une femme qui a été à cinq reprises différentes atteinte de sueurs et d'éruption miliaire. Les selles sont supprimées et les urines sont très-rares.

Je n'entrerai pas dans les descriptions de suette rouge ou blanche, de suette picarde ou de suette anglaise ; ce sont des distinctions qui, à mon avis, ne font qu'embrouiller les questions, il n'y a qu'une suette, comme il n'y a qu'un choléra. Les degrés seuls de ces maladies ont fait naître la distinction de choléra asiatique et de choléra sporadique ; la suette est anglaise ou picarde selon qu'elle est grave ou légère, mais il est plus naturel de la désigner par son degré de gravité que par une nationalité quelconque.

La durée de la maladie au commencement de l'épidémie a été de six à dix jours; quelques malades atteints le 18 décembre et le 1er janvier étaient encore en convalescence à la fin de janvier. A la fin de l'épidémie, la moyenne de la durée a été de trois à six jours.

Je ne discuterai pas sur la contagion ou sur la transmissibilité de la suette, ce serait remettre sur le tapis la même question relativement au choléra. Je dirai seulement que la suette est éminemment contagieuse, non dans l'acceptation rigoureuse du mot, puisqu'on n'en est pas atteint pour avoir touché un malade en sueur, mais elle est transmissible au plus haut degré, puisque, lorsqu'il y a eu un malade dans une maison, les trois cinquièmes des habitants de cette maison ont été atteints.

Dans une même famille, il est rare qu'un membre ait été exempt; il est vrai de dire que pour cinq ou six personnes, il n'y avait souvent qu'un ou deux lits, de sorte que les personnes bien portantes couchaient avec celles atteintes de suette; il n'est pas étonnant alors que les plumons et les objets de literie imprégnés de sueurs aient propagé rapidement la maladie.

Je ne peux indiquer les causes réelles de cette épidémie, elles échappent comme celles de toutes les maladies infectieuses; cependant l'agglomération dans les écoles et les maisons particulières, la température trop élevée dans des réduits sales et mal aérées peuvent avoir joué un certain rôle dans la production de cette maladie. La peur, par les traitements empiriques qu'elle a inspirés aux malades, peut avoir provoqué quelques accidents ; ainsi, au commencement de l'épidémie, les malades étaient gorgés de boissons stimulantes chaudes et couverts outre mesure. D'un autre côté, s'il faut en croire certains auteurs, les eaux stagnantes seraient aussi une des causes de la suette, nous pourrions alors l'invoquer, puisque non-seulement le village du Neuhof est entouré de marais, mais, comme je l'ai dit, une mare infecte se trouve au milieu du village. Les adultes ont été atteints dans une bien plus grande proportion que les enfants et les vieillards, il en est de même du sexe féminin.

Les femmes enceintes ou en couches ont présenté des symptômes beaucoup plus graves, et quelques-unes ont succombé.

Voyons maintenant quelles ont été les prédispositions favorables à l'invasion de la maladie.

Age. La suette a atteint des individus de tout âge et des deux sexes, les enfants, les adultes et les vieillards, cependant les adultes ont été atteints dans une bien plus grande proportion.

Parmi les adultes c'est la période de quatorze à vingt-cinq ans qui a fourni le plus grand nombre de cas. La suette n'a pas épargné les enfants à la mamelle et quelques vieillards au-dessus de soixante-dix ans.

Nous ne savons à quoi attribuer la plus grande rareté des cas dans la première enfance, bien que plusieurs mères atteintes de la suette aient continué à allaiter leurs nourrissons d'après nos conseils ; ce fait prouverait en faveur de la non-contagion dans l'acception rigoureuse du mot. Quelques auteurs ont prétendu que les enfants étaient presque exempts parce qu'ils n'avaient pas peur ; mais nous croyons qu'il doit y avoir une autre cause inhérente au premier âge.

Sexe. Les femmes ont été atteintes dans une proportion énorme ; ainsi, sur les 180 cas de suette, nous en trou-
vons 85 du sexe.

On peut encore faire une observation importante à ce
sujet. Les jeunes filles de treize à vingt ans ont présenté
un chiffre plus élevé que les femmes au-dessus de cet
âge. J'ai observé que, lorsque la suette se déclarait chez
les jeunes filles, l'invasion avait surtout lieu au moment
où elles attendaient leurs règles ; lorsque la menstruation
s'établissait d'une manière convenable, les symptômes
alarmants allaient en s'affaiblissant, et cette fonction était
souvent une circonstance favorable. Quelquefois des
jeunes filles non réglées ont vu la menstruation s'établir
pendant la première période de la suette.

Tempérament, constitution. Nous avons remarqué
que les individus robustes, bien constitués, étaient plus
fortement atteints que les autres ; ce fait a été constaté
par M. PARROT, mais M. FOUCART l'a atténué et expliqué
d'une manière différente ; voici ce qu'il dit dans son excel-
lent ouvrage sur la suette miliaire :

« Nous n'avons pas, dit-il, observé que les tempéra-
« ments et les constitutions des individus, considérés iso-
« lément, eussent une influence manifeste sur la fréquence
« de la maladie, non plus que sur sa gravité, quand il
« nous était donné de voir des malades vierges de tout trai-
« tement. M. PARROT a noté que les sujets vigoureux, ro-
« bustes, fortement constitués, étaient en général plus
« gravement atteints que les autres. Nous avons fait éga-
« lement cette remarque sur les individus qui avaient été,
« déjà avant notre arrivée, soumis à la médication que
« l'on employait généralement ; mais, à notre avis, cela
« ne dépendait nullement de leur constitution. Voici l'ex-

« plication à laquelle nous a forcément conduit l'analyse
« de ces faits qui ont tout d'abord fixé notre attention.

« Toutes les fois qu'un sujet robuste était pris de la
« suette, on lui tirait du sang, soit par la lancette, soit
« par les sangsues. Nous avons dit plusieurs fois déjà que
« nous avions vu les émissions sanguines aggraver la ma-
« ladie. C'est aux émissions sanguines et non à la consti-
« tution que nous rapportons les accidents, et la preuve,
« c'est que ceux des malades que nous avons traités par
« une autre méthode, et qui présentaient les mêmes con-
« ditions de tempérament et de constitution, n'éprouvaient
« pas des phénomènes aussi graves » (FOUCART).

L'opinion de M. PARROT se trouve corroborée par celles
de MM. SCHAHL et HESSERT ; ils disent :

« Jamais la maladie ne nous a paru plus perfide et plus
« redoutable que lorsqu'elle attaque des femmes de qua-
« torze à vingt-cinq ans, lors même que ces personnes
« sont fortes et bien constituées, et que la maladie dé-
« bute avec toutes les apparences de la bénignité. »

L'observation que nous avons faite sur des malades
vierges de tout traitement semblerait infirmer l'assertion
de M. FOUCART, qui ne s'est pas trouvé dans les mêmes
conditions que nous, et qui par conséquent n'a basé son
opinion à ce sujet que sur des hypothèses, puisqu'il n'a
pu observer que des malades qui avaient déjà été soumis
à un autre traitement.

Grossesse, état puerpéral. Les femmes les plus gravement atteintes et celles qui ont succombé étaient enceintes ou nourrices, ou avaient accouché depuis peu ;
chez plusieurs la maladie a provoqué l'avortement. Nous
croyons donc pouvoir établir que l'état puerpéral est une
des conditions qui favorisent l'invasion de la maladie, et

que cette circonstance aggrave les symptômes et est une des causes de terminaison funeste ; une des femmes, morte assez rapidement, avait cessé de nourrir son enfant malgré nos conseils, et depuis cette malheureuse terminaison nous avons insisté auprès de toutes les nourrices atteintes de la maladie pour qu'elles continuent à allaiter leurs enfants.

MM. H. Schahl et Hessert que nous venons de citer, ajoutent dans le même paragraphe (p. 15) :

« L'époque du flux menstruel et celle des couches « ajoutent encore au danger de la maladie ; à Rosheim « sont mortes en couches, étant atteintes de la miliaire, 1 « femme de trente et un ans, 2 de trente-deux ans, et 1 « de vingt-neuf ans. »

Rechutes, récidives. Nous avons observé plusieurs rechutes et récidives ; les rechutes sont arrivées ordinairement à la suite d'écarts de régime de la part des malades, bien que la plupart observassent assez bien la diète qui leur était prescrite. Souvent la réapparition de la maladie a présenté des phénomènes morbides aussi graves que lors de la première invasion.

Intermittence. Nous avons observé chez deux ou trois malades une intermittence assez marquée ; chez la femme Ziel surtout. Nous avons administré le sulfate de quinine à haute dose ; ce médicament a paru modifier favorablement la marche de la maladie. Au reste, ce cas était un des plus graves ; cette malade, outre ses cinq récidives, a eu des symptômes nerveux excessivement alarmants ; avant l'apparition de l'éruption, nous croyions avoir à faire à des accès pernicieux.

Complications. Les complications que nous avons remarquées le plus souvent sont les symptômes nerveux ;

quelques malades ont éprouvé de véritables phénomènes ataxiques, chez la plupart la prostration était telle que je ne puis mieux la comparer qu'à la forme ataxique du choléra, la contraction des muscles respirateurs paraissait presque complétement paralysée, comme si la vie avait été atteinte dans ses sources les plus profondes; l'innervation était tellement troublée ou anéantie que la paralysie du poumon était quelquefois imminente.

Nous avons souvent remarqué ces complications sur des malades chez lesquels l'éruption était nulle ou imparfaite, mais tous les phénomènes de la suette existaient moins l'éruption; il n'y avait pas moyen de méconnaître la maladie, tant les symptômes étaient toujours identiques. Deux malades seulement sont tombés dans un état typhoïde assez prononcé, le plus gravement atteint est Mme Rothwiller, à peine remise aujourd'hui.

Herpès labialis. Cette éruption vésiculeuse, qui accompagne quelquefois les fièvres graves, a été souvent remarquée dans l'épidémie du Neuhof. M. Foucart ne signale que trois fois ce fait parmi les nombreux malades qu'il a observés dans le département de la Somme. Nous pouvons dire que la bonne moitié de nos malades a présenté cette éruption vésiculeuse. Chez un jeune homme de vingt-trois ans, légèrement atteint de la suette, nous avons remarqué un herpès très-développé sur la région lombaire; vu le petit nombre de décès, nous ne pouvons dire si, comme le pensent plusieurs auteurs, cette éruption a été favorable à l'issue de la maladie; cependant nous ne croyons pas l'avoir remarquée sur les malades qui ont succombé.

Variole. La suette a souvent été compliquée de variole; dans la plupart des cas de ce genre, c'est la suette qui a débuté, cependant nous avons vu quelques malades, pris d'abord de variole, être atteints de la suette au troisième ou quatrième jour de l'éruption variolique, deux d'entre eux sont morts rapidement sous l'influence de cette complication. Dans ces circonstances, l'éruption variolique ne nous a pas paru modifiée dans son évolution.

Pleuro-pneumonie. Dans plusieurs épidémies de suette cette complication a joué un assez grand rôle; dans celle du Neuhof, on aurait pu croire au premier abord à une pleuro-pneumonie, tant les symptômes superficiels de cette affection paraissaient évidents : points de côté violents, décubitus latéral douloureux ou impossible, etc. Cependant, en auscultant attentivement les malades, on ne découvrait rien du côté des poumons, sinon une respiration saccadée, difficile, haletante. Ces symptômes ne pouvaient donc être rapportés qu'à des douleurs erratiques intenses.

Appareil digestif. Cet appareil est avec le système nerveux celui qui paraît jouer le plus grand rôle dans le cortége des symptômes de la suette; tous les malades sans exception ont présenté la langue gastrique au plus haut degré, ceux chez lesquels elle était naturelle n'avaient pas la suette et n'avaient que des sueurs abondantes provoquées à l'aide de boissons chaudes, stimulantes, trop copieuses, et en se couvrant outre mesure. Au début de la maladie, le pouls était plein, très-développé. La respiration était toujours gênée, mais cette dyspnée ne dépendait que des troubles de l'innervation et non d'un état congestionnel.

Le délire a été nul chez presque tous les malades; nous ne l'avons remarqué que chez quelques personnes présentant des symptômes cérébraux et ataxiques.

Il ne nous a pas été permis de faire une seule autopsie,

nous ne pouvons donc rien dire de l'anatomie pathologique de cette affection.

Putréfaction des cadavres. La putréfaction des cadavres était tellement rapide, que huit heures au plus après la mort ils présentaient une décomposition très-avancée, le ventre était ballonné, tout le corps œdématié, les yeux saillants et injectés ; un sang écumeux et fluide sortait de la bouche et des narines. L'odeur qu'exhalaient les cadavres était insupportable, et bien, que pour des raisons d'hygiène j'aie fait avancer l'inhumation de douze heures, on était obligé pendant les cérémonies religieuses de les laisser sous le portail de l'église. Nous ne reviendrons plus sur le diagnostic de la suette ; en temps d'épidémie ses symptômes généraux sont tellement tranchés qu'il est impossible de ne pas diagnostiquer cette maladie à première vue.

Traitement. Le traitement que nous avons suivi se divise en traitement prophylactique et en traitement thérapeutique proprement dit ; le premier consistait surtout à empêcher les malades de se couvrir outre mesure et d'absorber une trop grande quantité de boissons sudorifiques et excitantes, et dans l'aération des appartements. Malheureusement ces dernières mesures n'ont été exécutées qu'imparfaitement ; on avait beaucoup de peine à faire ouvrir les fenêtres, et à empêcher les malades d'être enfouis sous deux ou trois plumons ; on obtenait difficilement aussi qu'ils ne fermassent pas les rideaux de leurs lits.

D'un autre côté, l'agglomération de six ou sept individus dans une seule chambre étroite, mal propre, avec un ou deux lits pour toute la famille, rendait toutes les mesures hygiéniques presque inefficaces.

Quant au traitement proprement dit, nous n'avons presque employé que la méthode éméto-purgative, et pour répondre aux observations qui nous ont été faites par un des membres les plus distingués de la faculté, nous dirons que nous n'avons pas osé soumettre des individus atteints de suette à l'expectation, puisque jusque-là nous nous étions si bien trouvé de la méthode vomitive. Si nous nous étions abstenu dans les cas légers, cette expérience n'eût pas été probante, et, dans les cas graves, nous aurions peut-être eu à nous reprocher des résultats fâcheux.

Voici le traitement que nous avons suivi presque exclusivement: au début de la maladie, nous avons combattu l'état gastrique en administrant à nos malades l'ipéca en poudre à la dose de 1 à 2 grammes; bien que plusieurs individus éprouvassent des nausées, il fallait, en général, une dose assez élevée d'ipéca pour obtenir des vomissements abondants, la dose a été portée quelquefois à 5 grammes. Après le vomitif un soulagement notable se faisait sentir, surtout par la diminution de la barre épigastrique. Nous n'avons pas employé d'autres substances que l'ipéca qui nous a très-bien réussi. Après les vomitifs nous étions presque toujours obligé d'administrer un ou deux purgatifs salins, pour combattre la constipation qui était très-opiniâtre chez tous les sujets. Nous donnions pour boisson aux malades des infusions légères de tilleul, de l'eau sucrée, de la limonade citrique suivant les indications, nous recommandions que ces boissons fussent prises en petite quantité à la fois. Les boissons sudorifiques étaient employées dans les cas où les symptômes généraux étaient intenses, et lorsque l'éruption avait de la peine à se faire. Les boissons froides et acidulées étaient administrées aux malades chez lesquels la chaleur et les sueurs étaient excessives. Nous avons eu aussi beaucoup à nous louer des révulsifs en général ; à l'intérieur nous avons souvent donné le calomel, et dans les cas de congestion vers la tête, nous avons employé avec avantage les vésicatoires et les sinapismes aux cuisses et aux mollets. Lorsque la barre épigastrique existait au plus haut degré, et que les malades étaient menacés de suffocation ou de strangulation, l'application de vésicatoires volants sur le creux épigastrique et sur le sternum nous a parfaitement réussi ; ce moyen a souvent réveillé l'innervation des poumons prête à s'éteindre. Nous avons aussi employé les antispasmodiques et les stimulants diffusibles. Une ou deux fois nous avons été dans le cas d'administrer le sulfate de quinine.

Le symptôme le plus tenace de la suette, c'est une prostration profonde de tout l'organisme ; une fois pris, les malades étaient obligés de se coucher, malgré la répugnance que les paysans éprouvent pour le lit. Bien que la peur joue un grand rôle dans les épidémies, presque tous les individus qui accusaient les symptômes de la suette en étaient réellement atteints. Cette prostration est aussi le symptôme qui persiste le plus longtemps même pendant la convalescence.

Une des conditions essentielles du traitement c'est une diète presque absolue, la moindre infraction à cette règle a produit souvent des rechutes très-graves ; au reste, les malades ont tous une répugnance invincible pour les aliments. Pendant la convalescence il faut encore leur faire observer un régime assez sévère ; car, après la disparution des symptômes saillants, l'organisme paraît encore rester très-longtemps sous l'influence de l'intoxication épidémique. Plusieurs malades atteints au mois de décembre dernier ont encore de la peine à marcher , et ne peuvent monter au premier étage sans éprouver des faiblesses.

Si nous n'avons pas employé les saignées comme traitement général , c'est que ce moyen a échoué entre les mains de plusieurs praticiens; en lisant attentivement le travail remarquable de M. FOUCART, il est presque impossible de se décider à suivre ce traitement. Je n'ai pratiqué qu'une seule saignée pendant l'épidémie chez une femme de quarante-deux ans, qui présentait des symptômes paraissant réclamer ce moyen; plénitude du pouls, face injectée, vultueuse; cependant, au lieu de s'amoindrir, les symptômes s'aggravèrent, et elle succomba quelques heures après la saignée.

Cependant nous n'avons pas été systématiquement exclusif; souvent dans des cas analogues nous avons fait appliquer quelques ventouses scarifiées sur la poitrine dans les cas de dyspnée, ou quelques sangsues aux tempes ou aux apophyses mastoïdes dans les cas de congestion vers la tête.

En résumé, la méthode vomito-purgative nous a parfaitement réussi. Le nombre des cas de suette a été de 180, sur lesquels nous avons eu 8 décès. Le chiffre des varioleux a été de 90, sur lesquels il y a eu 5 décès, total 15 décès.

Bien que la mortalité ait été assez faible, l'influence épidémique s'est pourtant fait sentir. Ainsi la moyenne de la mortalité par an au Neuhof a été de 55 pendant les trois dernières années, soit 5 décès par mois. Pendant le mois de décembre dernier il y a eu 15 décès.

Une preuve bien évidente des effets fâcheux de l'agglomération et du défaut d'aération des habitations , c'est que la maison des orphelins protestants, située au centre du village, a été complétement épargnée. Nous en dirons de même de l'établissement pénitentiaire des dames de Glaubitz qui renferme 80 à 100 jeunes détenues. Ces établissements sont parfaitement tenus au point de vue hygiénique, et l'immunité dont ils ont joui est l'argument le plus probant en faveur de l'hygiène et des résultats satisfaisants qu'elle produit. Quand donc les gens de la campagne comprendront-ils qu'avec un peu d'air et d'eau ils pourraient se préserver d'un grand nombre de maladies.

Avant de terminer cette histoire de l'épidémie, je dois payer un juste tribut de reconnaissance aux autorités locale et départementale et au bureau de bienfaisance, dont la sollicitude éclairée et la générosité ont soulagé bien des misères et tari bien des larmes. Pendant tout le temps qu'a duré l'épidémie, les familles pauvres ont été nourries, de nombreux secours en literie, en argent, ont été donnés par les soins des autorités ; M. le professeur Coze, vice-président des hospices, a bien voulu venir voir par lui-même les misères nombreuses du Neuhof, et nous a fait envoyer de l'hôpital une voiture de fournitures de lit, du linge, etc.

Quant aux malades, ils ont tous été soignés à domicile et confiés aux soins éclairés de quatre sœurs de Niederbronn, envoyées dès le début de l'épidémie. Nous ne dirons jamais assez avec quelle abnégation, quel zèle et quel dévouement elles ont prodigué jour et nuit leurs soins aux malades des deux cultes pendant près de deux mois, et prenant à peine le repos nécessaire. Nous craignons de blesser leur modestie en les nommant, mais elles trouveront dans leur conscience la récompense de leur belle conduite.

Nous avons aussi à remercier les dames de Glaubitz, qui nous ont envoyé avant l'organisation du service médical, des lits, des couvertures, des chemises, des layettes et de l'argent pour parer aux plus pressants besoins. Les dames de la Maternité de Strasbourg ont aussi des droits à notre reconnaissance pour les layettes et les couvertures qu'elles ont bien voulu nous envoyer. Sans tous ces secours, nous nous serions souvent trouvé dans le plus grand embarras; de nombreuses offrandes particulières en objets de literie et en argent nous ont permis de porter quelque bien-être momentané chez les plus malheureux. Que tous ceux qui ont contribué à soulager ces misères reçoivent ici par ma voix l'expression de la reconnaissance de tous les habitants du Neuhof.

www.ingramcontent.com/pod-product-compliance
Ingram Content Group UK Ltd.
Pitfield, Milton Keynes, MK11 3LW, UK
UKHW020911140726
13695UKWH00006B/2462